Sabrosas recetas sin sal

Tus Recetarios
Colección Librería
Libros de todo para todos

D. R. © Editores Mexicanos Unidos, S. A.
Luis González Obregón 5-B, Col. Centro,
Cuauhtémoc, 06020, D. F.
Tels. 55 21 88 70 al 74
Fax: 55 12 85 16

editmusa@prodigy.net.mx
www.editmusa.com.mx

Miembro de la Cámara Nacional
de la Industria Editorial. Reg. Núm. 115.

Queda rigurosamente prohibida la reproducción
total o parcial de esta obra por cualquier medio
o procedimiento, incluida la reprografía y el
tratamiento informático, sin permiso escrito
de los editores.

1a edición: Enero de 2000

3a reimpresion : Diciembre 2007

ISBN 978-968-15-1147-0

Impreso en México
Printed in Mexico

Sabrosas recetas sin sal

Ana María Sánchez

EMU *editores mexicanos unidos, s. a.*

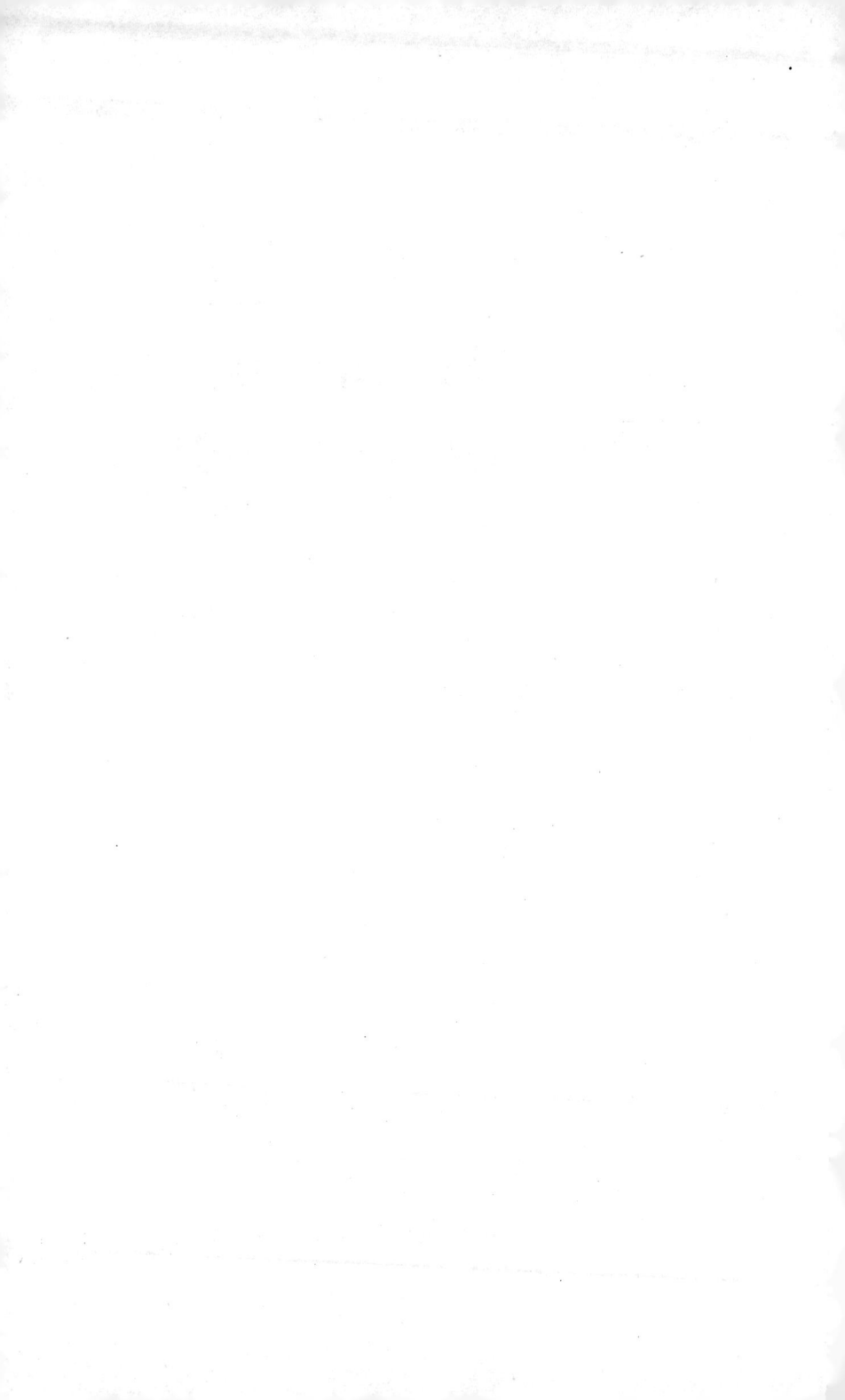

PRESENTACIÓN

Es sabido por todos, que el Cloruro de Sodio es una sal, abundante en la naturaleza, la corteza terrestre lo contiene en una proporción de 2.4% y el agua de mar en proporción de 1.17%. Cuando se descubrieron el Sodio y el Potasio, se encontró que los dos eran muy necesarios para el organismo, sin embargo el nivel de estos elementos en el cuerpo humano, puede decirse que es muy crítico, pues, tanto el exceso como la carencia causan deficiencias orgánicas que pueden tener funestas consecuencias. La historia de la sal data de la más remota antigüedad, ya los egipcios la consideraban como un tesoro y pagaban altos precios por ella, los fenicios y los caldeos, comerciantes y excelentes navegantes la consideraban una mercancía muy preciada por la cual, los pueblos con los que comerciaban pagan elevados precios. También es digno de notar que una de las palabras más comunes adoptadas por muchas naciones es la palabra "salario" que se deriva directamente del pago que en la antigüedad se hacía mediante bloques medidos de sal después de una buena transacción. La sal es parte indispensable de las culturas del mundo, no sólo en el aspecto culinario, también en lo social y en lo cultural ya que en diferentes países, sobre todo en los latinos, se dice que una mujer tiene gracia muy especial a la que le llaman "salero"; muchos dicen que el amor y la tristeza son la "sal" de la vida; el mismo Jesús dijo: "el hombre es la sal de la tierra" y desde entonces la sal ha jugado un papel muy importante en el concepto esencial de la vida, considerándola uno de los factores principales para acentuar el gusto y el sabor en la comida. El arte de la alimentación ha estado indiscutiblemente ligado al uso de este mineral, que según el diccionario es definida como: "Una sustancia ordinariamente blanca, cristalina, de sabor propio bien señalado, muy soluble en agua, crepitante en el fuego y que se emplea para sazonar los manjares y conservar las carnes muertas. Es un compuesto de cloro y sodio, abunda en las aguas del mar y se halla también en masas sólidas en el seno de la tierra, o disuelta en lagunas y manantiales".[1]

Desde el punto de vista médico, se ha determinado que un alto contenido de Sodio en forma de "sal de cocina", puede provocar pérdida de Potasio. Y su ingestión en grandes cantidades resulta muchas veces culpable de la Presión Arterial Alta, o lo que conocemos como Hipertensión; por el contrario, un bajo consumo de sodio, puede provocar la deshidratación, sobre todo en los niños. El Cloruro de Sodio, o sal común, puede convertirse en un enemigo terrible de las personas propicias a las enfermedades cardiovasculares, en este caso, la hipertensión.

---

[1] Diccionario Enciclopédico abreviado Espasa-Calpe. Tomo VII. Madrid, 1957.

¿Qué es la Hipertensión o Tensión Alta?

Al decir Hipertensión o Tensión Alta, generalmente se refiere; al hecho de que la sangre circula por las arterias a una presión mayor que la establecida como una circunstancia saludable en el organismo. Tensión Arterial "normal y típica" podría decirse que es de 120/80 mm Hg. Esto quiere decir, que el corazón ejerce una presión máxima de 120 mm Hg durante la sístole o fase de bombeo y que en reposo, o sea fase diastólica o de relleno, tiene una presión de 80 mm Hg. La presión que ejerce el corazón es la misma que la de todas las arterias del organismo. La Tensión Arterial se determina por dos principales factores en muchos otros:

1. La cantidad de sangre que circula,

2. Y el grosor de las arterias por las que circula.

Cuanto más cantidad de sangre circula y cuanto menor es el diámetro por el que circula, mayor es la Tensión Arterial.

Es importante saber que los riñones controlan el agua que circula en el organismo y la cantidad de sal que contiene el cuerpo, ya que estos dos casos provocan el aumento de la Tensión Arterial. Cuanta más sal haya en el cuerpo, más agua se retiene en la circulación y puede aumentar la Tensión Arterial, logrando con esto que las arterias se estrechen inevitablemente. Una vez que esto ocurre (los vasos se hacen más pequeños) el corazón tiene que trabajar más para bombear la misma cantidad de sangre, teniendo como resultado el aumento de la presión a la que la sangre es bombeada.

Ha sido aceptado que cuando una persona tiene una tensión diastólica superior a 90-100 mm Hg y una tensión sistólica superior a 140-160 mm Hg se encuentra dentro del rango de personas que necesitan de manera imperiosa un tratamiento correcto para disminuir la tensión arterial.

Síntomas

Un individuo con hipertensión arterial, no suele presentar síntomas determinados, por lo que antes de aventurarse a dar un diagnóstico de Tensión Alta, ésta debe ser medida varias veces, primero a la misma hora y después a diferentes horas puesto que la tensión arterial varía a lo largo del día. Y después realizar análisis de sangre y de orina para determinar el contenido de sal en las mismas. Para este tipo de enfermedad, la terapia es individual y si llega a ser necesario, tomar medicamentos, considerando sea de por vida, o en el mejor de los casos, lograrán que se estabilice y se suspenda el medicamento; pero si vuelve a subir, será necesario consultar a su médico.

Factores de riesgo

Cuando la presión sanguínea se mantiene elevada durante un tiempo constante, se producen múltiples efectos negativos en el sistema cardiovascular. Las compañías de seguros estadounidenses en la primera mitad de este siglo, arrojaron datos que demuestran que la mortalidad de hipertensos aumentó considerablemente, siendo mayor el número de hombres que de mujeres.

Por eso es necesario distinguir los siguientes factores de riesgo.

— obesidad

— alto consumo de sal

— tener de 40 años de edad en adelante

— colesterol alto

— padecer arterioesclerosis

— estrés

— desequilibrio hormonal

— enfermedades del riñón

— embarazo y uso de anticonceptivos orales

— alcoholismo

— tabaquismo

— falta de potasio

Causas

Las causas de la hipertensión han sido atribuidas a factores ambientales y genéticos. Estos factores con el paso del tiempo y el envejecimiento, se van acrecentando y son: la obesidad, el exceso de consumo de sal, la falta de potasio, el consumo de alcohol y tabaco, la falta de ejercicio físico, el estrés agudizan los riesgos de la enfermedad. Aún se desconoce la manera en que la herencia juega su papel en esta enfermedad.

Tipos de hipertensión

Hipertensión arterial esencial:

Este tipo de enfermedad es el aumento de la tensión arterial a 140/90 mm Hg o más sin que exista una causa previa conocida.

Hipertensión arterial secundaria:

Es el resultado de alguna otra enfermedad como afecciones de las glándulas, tumores en las glándulas suprarrenales, enfermedades de los riñones, embarazo y el uso de anticonceptivos orales en algunas mujeres.

Complicaciones

Eclampsia: es la hipertensión severa en mujeres embarazadas, ante este caso, debe aplicarse un tratamiento para reducir la tensión arterial con medicamentos o en algunos casos inducir el parto prematuro para aliviar los síntomas.

Arterioesclerosis: el aumento de presión, provoca que los vasos sanguíneos se engruesen, haciéndose menos flexibles, por lo que con mayor facilidad las grasas que circulan en la sangre tienden a fijarse en ellos.

Enfermedades renales: Por las arterias de los riñones les llega menos flujo y estos responden liberando una hormona llamada "renina" que provoca el aumento de la tensión arterial y causando más daños sobre los vasos sanguíneos al aumentar exageradamente la hipertensión arterial. La quinta parte de la sangre que bombea el corazón va a los riñones directamente. Estos filtran los productos de desecho y logran mantener el equilibrio entre ácidos, sales y agua. Estos órganos son especialmente sensibles a las variaciones que puedan existir en el flujo sanguíneo, es decir, los que puedan resultar de la hipertensión alta.

Ictus: Dentro de este término quedan englobados todos los accidentes vasculares cerebrales. Esto es cuando la arterioesclerosis afecta los vasos sanguíneos del cerebro, teniendo como consecuencia un bloqueo de sangre a alguna parte del cerebro por una estrechez o un coágulo —trombosis cerebral—, o la rotura de un vaso —hemorragia cerebral.

Cardiopatía hipertensiva: Cuando afecta a los vasos que alimentan al corazón, los vasos coronarios; el corazón se ve obligado a trabajar más para mantener el flujo sanguíneo de los tejidos. Para lograr esto, el corazón aumenta de tamaño, se hace más rígido y menos eficaz. A esto se llama Insuficiencia cardíaca congestiva. El corazón no puede con el bombeo suficiente para mover la sangre y los líquidos se estancan en todo el organismo.

Tratamiento

Para reducir la hipertensión arterial y así mismo disminuir los riesgos de accidentes cerebro-vasculares, infartos al miocardio y complicaciones renales, la persona que padezca esta grave enfermedad, debe recibir el tratamiento adecuado que un médico especialista prescriba para él en particular, ya que no todos los hipertensos responden al mismo tratamiento y ninguno de ellos debe autorecetarse el tratamiento de otro pues resulta sumamente peligroso. Sin embargo, tomar algunas medidas generales como bajar de peso, bajar el consumo de sal, alcohol, tabaco y grasas así como aumentar el contenido de potasio, calcio, magnesio y fibra pueden convertirse en unos aliados increíbles para reducir la hipertensión arterial. El tratamiento para disminuir la hipertensión arterial consta de tres pasos básicos y fundamentales: dieta, ejercicio y medicamentos.

Dieta

La sal o cloruro de sodio, es un elemento necesario para el buen funcionamiento del organismo ***NO ASI SU EXCESO.*** ¿A qué nos referimos cuando decimos "exceso"?... a una cantidad superior a una cuarta parte de una cucharita cafetera, de sal de mesa, la cual es más que suficiente para un día completo, teniendo en cuenta todas las fuentes, es decir los alimentos de los cuales el organismo toma sal, con lo cual podría sumarse más de ese cuarto de cucharita. Pero de todas maneras, una persona llega a consumir varias cucharaditas de sal al día repartidas entre el pan, la mantequilla, el pescado, las carnes rojas, las verduras, la cerveza y otros licores, los refrescos, los dulces, cualquier tipo de botanitas. El exceso de sal en los alimentos puede provocar un buen número de enfermedades entre las que se encuentran las enfermedades cardíacas, estreñimiento, diversos tipos de anemia y leucemia, los altos consumidores de sal pueden tener una menor resistencia a enfermedades infecciosas como la gripe, la tuberculosis, la poliomielitis, pueden padecer también de quistes en la tiroides, los ovarios o el útero, cálculos en la vesícula biliar y el riñón, asma, catarros, jaqueca, reumatismo y el terrible cáncer. Pero la sal también provoca retención de líquidos y aumento en la tensión arterial; por lo que es necesario reducirla para reducir también la hipertensión arterial y el riesgo de sufrir otras enfermedades.

Es factible y necesario disminuir la cantidad de sal en los alimentos, especialmente en los que se cocinan en casa. Eliminar la sal de los alimentos poco a poco puede resultar buena medida pero para los que padecen de hipertensión arterial no funciona pues necesitan remedios drásticos, rápidos que les ayuden de inmediato. Por eso, es necesario cambiar de mentalidad para saber y aceptar que los alimentos sin una sal, tienen su sabor propio y no hacen daño. Puede empezar a usar su imaginación para condimentar sus platillos sin necesidad de usar la sal.

Enseguida encontrará usted una tabla con la cantidad de sal que contienen algunas frutas y verduras en su forma natural, así como otros alimentos con la cual podrá darse cuenta que en realidad consume bastante sal, y no necesita poner más.

Tabla de contenido de sal o sodio en algunos vegetales por cada 100 gramos

Alimento	Ml/grs.
Hojuelas de trigo	650
Cebada perla	85
Harina de avena	60
Levadura de cerveza	34
Harina de centeno	61
Pan de centeno integral	600
Tortillas de maíz	50
Pan de trigo blanco	440
Pan de caja blanco	440
Bolillo	520
Pan de caja tostado	250
Chocolates	10/86
Cocoa sin azúcar	60
Azúcar morena	24
Melaza	43
Ejotes enlatados	400
Frijoles enlatados	300

Alimento	Ml/grs.
Zanahorias enlatadas	280
Chícharos enlatados	270
Champiñones enlatados	340
Espárragos enlatados	400
Puré de tomate enlatado	20
Piña enlatada	1
Pera enlatada	2
Mango enlatado	0.02
Duraznos enlatados	5
Berros	60
Chícharos secos	50
Zanahorias	280
Nabos	280
Ejotes frescos	1.2
Frijoles	1
Habas secas	25
Lentejas	3
Setas	5.5

Alimento	Ml/grs.
Lechuga escarola	20
Lechuga orejona	12
Pepinos	5
Papas s/cáscara	0.8
Papas c/cáscara	1.6
Col blanca	4
Coles de Bruselas	12
Col morada	40
Coliflor	15
Colinabo	37/40
Poro	80
Alcachofa	0
Acelgas	0
Pimiento verde	1
Pimiento rojo	1.3
Perejil	30
Champiñones	7
Rábanos	8

Alimento	Ml/grs.
Calabaza	0
Flor de calabaza	0
Betabel	11
Apio fresco	100
Apio seco	110
Espárragos	2
Espinacas	85
Hongos	22
Jitomates	4
Cebolla	1
Melón	0.3
Sandía	0.5
Manzana	2
Naranja	0.3
Naranja en jugo	0.5
Chabacano	0.6
Plátano	0.5
Pera	3

Alimento	Ml/grs.
Moras	4
Fresas	2
Higos	20
Toronja	2
Jugo de toronja	3
Mango	0
Chicozapote	0
Frambuesas	3
Grosellas rojas	2
Grosellas negras	0.3
Cerezas	2
Mandarina	2
Durazno	0.5
Ciruelas	0.6
Ciruelas pasas	5
Ciruela en jugo	18
Guanábana	0
Uvas	2

Alimento	Ml/grs.
Uvas en jugo	1
Limón	1
Limón en jugo	6
Jugo de jitomate en lata	230/300
Jugo de piña en lata	0.5
Jugo de manzana en lata	4
Jugo de chabacano en lata	2
Jugo de toronja en lata	4
Jugo de ciruela en lata	18
Mermelada de fresa	1
Mermelada de frambuesa	5
Mermelada de grosella	5
Orejones de manzana	0
Orejones de chabacano	11
Dátiles	0.9
Higos secos	34
Orejones de durazno	12
Pasitas	31

Alimento	Ml/grs.
Cacahuates tostados	2
Avellanas	19
Castañas	7
Nueces	2
Aceitunas	2,400
Aceite de oliva	0
Manteca vegetal	0

Relación de alimentos prohibidos

1. Pescados salados, en conserva ahumados en general, mariscos y crustáceos.

2. Carnes saladas, ahumadas o embutidos, jamón york y jamón serrano, lomo.

3. Todos los quesos en general, excepto el queso blanco fresco y sin sal, requesón.

4. Pan salado.

5. Alimentos en salmuera: aceitunas, pepinillos, anchoas.

6. Condimentos: mostaza, salsa catsup, pimienta, pimentón, chiles en general.

7. Refrescos con gas.

8. Todos los alimentos enlatados, en conserva, en sobre como sopas, concentrados de carne, cubitos de consomé, consomé en polvo.

9. Café, té, chocolate, aún descafeínados.

10. Bebidas alcohólicas en general.

11. Tabaco

12. Toda clase de repostería: galletas, panes, pasteles, etcétera.

13. Grasas. Las menos convenientes son las animales o sólidas como la manteca, mantequilla, nata, crema de leche, mayonesa, paté y quesos grasos.

14. Evite las carnes rojas, tienen un alto contenido de sodio crudas y al cocinarse éste se eleva.

15. Evite la sal de mesa por completo.

Ejercicio

Desde siempre, el ejercicio ha sido considerado como parte indispensable de una vida sana que se refleja en un organismo que no padece enfermedades. Esta opinión, en la actualidad, continúa siendo muy válida y certera, a la mayoría de las personas que sufren de enfermedades cardiovasculares, les es sumamente benigno ejercitarse con regularidad. Por ejemplo, los ejercicios aeróbicos son muy recomendables pues ayudan a fortalecer el corazón, a bajar de peso, a controlar la tensión arterial y la diabetes, por ejemplo. Para los que desean bajar la presión arterial deben realizar un ejercicio adecuado a su edad, sin embargo, la mayoría de los médicos coinciden en que correr o trotar media hora dos o tres veces por semana es suficiente para la mayoría de las personas. Sin embargo, tanto la dieta como el tiempo de ejercicio a realizar, deben estar siempre controlados por su médico.

Consejos prácticos para ayudar a bajar la hipertensión arterial

1. No le ponga sal a la comida

2. No ponga saleros en la mesa.

3. Recuerde que hay muchas maneras de darle sabor a la comida sin usar la sal, puede usar yerbas de olor, cilantro, perejil, jengibre, cebolla, ajo, epazote, comino, polvo de curry, tomillo, salvia, orégano, jitomate, jugo de limón, de naranja, vinagre de manzana,

4. Recuerde que la sal o sodio se utiliza como conservador en muchos productos enlatados.

5. Si usa productos enlatados, procure siempre leer las etiquetas, fíjese si tiene cualquier forma de sal o sodio, no compre latas que tengan alto contenido de sodio.

6. No utilice glutamato monosódico, ni bicarbonato ni polvo para hornear, ni levaduras para pan. Contienen sal.

7. Evite la salsa catsup, la mostaza, los pepinillos encurtidos, las aceitunas, las alcaparras, utilizan mucha sal en su preparación.

8. Evite las salsas de soya, de carne, de barbacoa, picantes, inglesa y otras muchas.

9. Procure no comprar aderezos embotellados para ensaladas.

10. No consuma cubitos de consomé de pollo ni tampoco consomé en polvo.

11. Tampoco consuma harinas preparadas para pasteles, bisquets, churros, panecillos, galletas, etc.

12. Las carnes y pescados ahumados como el tocino, carnes frías, sardinas enlatadas, atunes enlatados, tienen un alto contenido de sodio como conservador.

13. No compre botanitas como papas fritas, palomitas de maíz, pretzels, cacahuates salados, galletas saladas, churritos, todos tienen una exagerada cantidad de sal.

14. Evite también los quesos fuertes o grasos, las nueces con sal y la mantequilla de cacahuate, los cereales instantáneos.

15. Si es inevitable que compre usted productos enlatados, lea las etiquetas y seleccione los que menos sodio tengan. Enjuague el contenido de la lata con suficiente agua limpia antes de consumirlas.

16. Use margarina sin sal.

17. Compre pescados enlatados en agua y no en aceite y lávelos también antes de consumirlos.

18. Una buena opción ante las latas, es la comida congelada, revise la etiqueta pues existen marcas en el mercado que no tienen sal.

19. Consulte a su médico sobre los sustitutos de sal antes de consumirlos por propia iniciativa.

20. Obtenga mayor información sobre la Hipertensión Arterial y consiga libros de recetas que no contengan sal o que requieran muy poca.

Al parecer, ciertas enfermedades tienen cura o debido control en la alimentación. Es por esta razón que en el siguiente recetario no se incluyen recetas de carnes rojas, ya que como se mencionó en los consejos prácticos, tiene un alto contenido de sodio tanto cruda como cocida. Las recetas incluyen soya y verduras que por su alto contenido de sodio hacen innecesario el uso de sal de mesa. Todo es aprender a conocer los sabores naturales y aceptarlos como parte de una nueva vida. Los buenos hábitos en la alimentación prolongan nuestra existencia, es decir podemos vivir más tiempo con mayor salud. La soya es un producto totalmente vegetal, por lo que su uso ha sido recomendado ampliamente como sustituto de las proteínas animales, ya que además de ser proteína no contiene las toxinas de la carne animal. En tiendas naturistas y hasta en algunos supermercados ya es posible encontrarla. La manera de hidratar la soya es bastante sencilla, basta ponerla a remojar durante la noche y al día siguiente exprimirla, ponerla a hervir durante veinte minutos, volverla a escurrir y está lista para que usted prepare los guisos que acostumbra. La soya puede encontrarse en tres presentaciones básicas: en granulado —tipo picadillo—, en trocitos —tipo albóndiga— y en tortaletas —tipo bistec—. No quiera encontrar en la soya sabor a carne, la soya NO ES CARNE, tiene su peculiar sabor y si usted aprende a cocinarla tendrá en ella no solamente un buen alimento, sino un aliado contra bastantes enfermedades. Este recetario está considerado para que los enfermos de hipertensión arterial esencial y secundaria encuentren en los sabores naturales el gusto por la buena alimentación y el camino a la salud.

Sopas, cremas y caldos

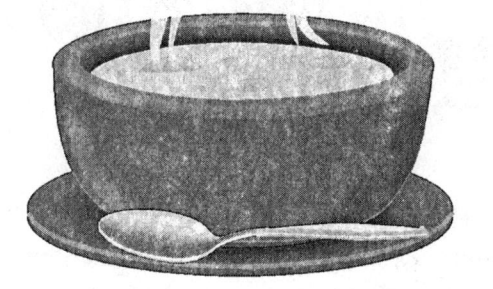

Caldo vegetal base 1

Ingredientes:

Apio	3 ramas
Zanahorias	3
Cebolla	1
Nabos	2
Hojas de lechuga orejona	5
Hojas de lechuga escarola	5
Jitomate sin piel ni semillas	3
Ajo	3 dientes
Poro	1
Arroz tostado y molido	2 cucharadas
Aceite de oliva	2 cucharadas
Agua	3 lts.

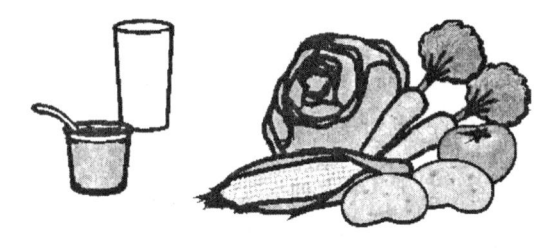

Preparación: en una cacerola ponga el agua a calentar, cuando hierva ponga la verdura debidamente lavada y picada, excepto el arroz, el jitomate, el ajo y el aceite de oliva, tape la cacerola y deje cocer. Aparte, pique los jitomates muy finitos y fríalos en el aceite de oliva, agregue los ajos picados y deje freír por 5 minutos, mezcle con la verdura y revuelva muy bien. Deje hervir por treinta minutos y después agregue la cucharada de arroz. Deje hervir un rato más. Esta sopa puede comerse tal como está o separar el caldo de la verdura. El caldo puede servir de base para cualquier platillo que lo requiera.

Caldo vegetal base 2

Ingredientes:

Zanahoria	3
Apio	3 ramas
Nabo	2
Perejil	5 ramas
Col	½ pieza
Cebolla	1
Pimiento morrón	2
Ajo	3 dientes
Poro	1
Chícharos	1 taza
Lentejas	½ taza
Jitomate sin piel y sin semillas	3
Cebolla	¼
Ajo	1 diente
Aceite de oliva	3 cucharadas
Agua	3 lts.

Preparación: en una cacerola ponga a calentar el agua, cuando esté hirviendo agregue todas las verduras lavadas y picadas; excepto el jitomate, ¼ de cebolla y 1 diente de ajo. Tape y deje hervir durante hora y media. Aparte sofría en el aceite de oliva el ajo, la cebolla y el jitomate finamente picados, revuelva y deje cocinar durante media hora más. Esta sopa puede comerse tal como se prepara o separar la verdura del caldo y reservar éste para platillos que así lo requieran. Este caldo es muy fuerte. No debe darse más de tres veces por semana a niños o ancianos.

Sopa de frijol

Ingredientes:

Frijol negro cocido y molido	2 tazas
Caldo vegetal base 1	2 tazas
Tortilla cortada en trocitos y ligeramente frita	3
Cilantro picado	½ taza
Cebolla picada	½ taza
Chile serrano picado sin venas y sin semillas	al gusto
Queso fresco sin sal rallado	½ taza
Aceite de oliva	3 cucharadas

Preparación: revuelva el frijol molido con el caldo vegetal base 1 y mezcle perfectamente, ponga a hervir en una cacerola. Aparte fría ligeramente las tortillas en el aceite de oliva. Sirva y ponga varias tortillas, una cucharada de cilantro, una cucharada de cebolla y una cucharada de queso rallado.

Sopa de ajo

Ingredientes:

Cabezas de ajo	7
Agua	3 tazas
Trocitos de pan integral tostados	1 taza
Ejotes picados	2 tazas
Aceite de oliva	2 cucharadas

Preparación: desde la noche anterior, ponga a remojar las cabezas de ajo partidas por la mitad en el agua con todo y cáscara. Al día siguiente; ponga a hervir a fuego lento durante 1 hora en una cacerola tapada. Agregue más agua si es necesario. Aparte fría ligeramente los ejotes picados y póngalos a hervir con un poco de agua, tape y apague el fuego. Licúe muy bien las cabezas de ajo con su propia agua y cuele perfectamente sobre los ejotes, deje hervir 15 minutos más y sirva con trocitos de pan integral tostado.

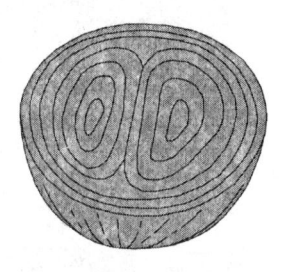

Sopa de cebolla

Ingredientes:

Cebollas medianas	5
Pimienta	una pizca
Margarina sin sal	2 cucharadas
Claras de huevo	2
Pan tostado integral en trocitos	1 taza
Queso cottage	½ taza
Perejil	2 cucharadas
Agua	3 tazas

Preparación: en una cacerola, ponga a freír las cebollas rebanadas finamente con la margarina sin sal, agregue una pizca de pimienta, cuando esté transparente, agregue el agua, tape y deje hervir media hora, agregue las claras de huevo previamente batidas y revuelva bien, ponga también el perejil y deje hervir 15 minutos más. Sirva con trocitos de pan tostado integral.

Crema de jitomate

Ingredientes:

Jitomates sin piel y sin semillas	7 grandes.
Ajo	1 diente
Cebolla	½
Hojas de laurel	2
Orégano	¼ cucharadas
Fécula de maíz	½ cucharada
Crema de leche sin sal	2 cucharadas
Caldo vegetal base 1	2 tazas
Aceite de oliva	1 cucharada
Germen de trigo	½ taza

Preparación: ponga a freír el jitomate, la cebolla, el ajo, las hojas de laurel y el orégano finamente picados en la cucharada de aceite, agregue ½ taza de caldo vegetal, tape y deje hervir 10 minutos.

Licúe todo y cuele perfectamente, ponga a hervir en una cacerola moviendo constantemente, en ½ taza de caldo disuelva la fécula de maíz y agregue despacio sin dejar de mover, ponga después la crema y poco a poco añada el caldo vegetal restante hasta que hierva. Sirva con una cucharada de germen de trigo.

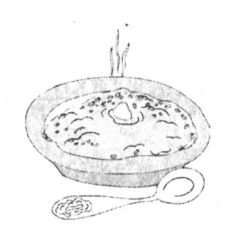

Crema de apio y perejil

Ingredientes:

Apio picado (sólo los tallos)	3 tazas
Cebolla picada	1 taza
Perejil picado	1 taza
Chayotes picados	1 taza
Fécula de maíz	½ cucharada
Leche descremada	½ taza
Aceite de maíz	2 cucharadas
Agua	2 tazas

Preparación: en una cacerola honda ponga a freír ligeramente la verdura. Agregue el agua y tape. Deje hervir por 15 minutos. Disuelva la fécula de maíz en la leche y agregue. Permita que hierva nuevamente por cinco minutos más.

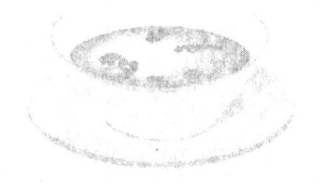

Crema de cilantro

Ingredientes:

Cilantro lavado y desinfectado	2 manojos
Cebolla	½
Ajo	3 dientes
Requesón sin sal	½ taza
Leche descremada	½ taza
Caldo vegetal base 1	1 taza
Chile serrano asado y desvenado	2

Preparación: separe cinco ramas de cilantro y píquelas finamente. Aparte y reserve. Ponga a hervir en media taza de agua el cilantro, la cebolla y el ajo. Cuando estén bien cocidos, ponga en la licuadora y bata hasta que quede una salsa ponga a cocinar nuevamente. Ponga en la licuadora la leche descremada; el requesón, el chile serrano y muela perfectamente, agregue caldo si es necesario, ponga esta mezcla en la cacerola junto con el cilantro y deje hervir hasta que todo se haya incorporado perfectamente, agregue el caldo vegetal restante y si es necesario un poco más de agua.

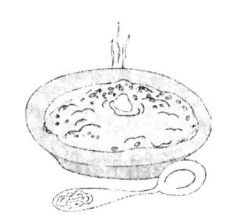

Crema de champiñones

Ingredientes:

Champiñones pelados y cortados en Trocitos muy pequeños.	1 kg.
Leche descremada	2 tazas
Margarina sin sal	3 cucharadas
Cebolla picada muy fina	½ taza
Ajo picado muy fino	3 dientes
Perejil picado	¼ taza
Fécula de maíz	1 cucharada

Preparación: en una sartén fría la cebolla, el ajo y el perejil, hasta que está transparente la cebolla. Reserve. Aparte en una cacerola con tapa ponga a cocer en ½ taza de agua los champiñones picados finamente. Ya que están cocidos, se ponen tres cuartas partes en la licuadora junto con el sofrito de cebolla, ajo, perejil y una taza de leche, bata muy bien hasta que quede una crema homogénea, si es necesario agregue un poco más de leche. Ponga en la cacerola con el resto de los champiñones y permita que hierva 10 minutos, disuelva la fécula de maíz en la leche restante y agregue moviendo constantemente para que no se pegue, si queda muy espesa puede agregar agua para hacer más suave. Puede servir con galletitas para sopa.

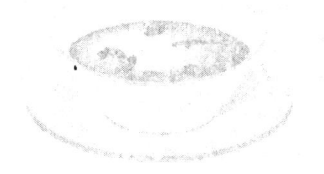

Sopa verde

Ingredientes:

Cebollitas de rabo	1 manojo
Cilantro	1 manojo
Hojas de lechuga orejona	10
Chayote	2
Granos de elote	1 taza
Queso cottage sin sal	1 taza
Aceite de maíz	3 cucharadas

Preparación: en una cacerola extendida fría ligeramente los granos de elote con el aceite de maíz, ponga un poco de agua y deje cocer hasta que estén suaves. Aparte ponga a cocer las cebollitas de rabo picadas, con el cilantro, la lechuga y los chayotes en cuadritos en suficiente agua, cuando estén cocidos, licúe muy bien y vierta sobre los granos de elote. Deje que hiervan juntos 15 minutos y agregue el queso cottage. Revuelva bien y apague el fuego. Sirva caliente.

Caldo de hongos

Ingredientes:

Hongos clavitos	1 kg.
Cebolla	1
Epazote	1 manojo
Chile guajillo	5
Ajo	3 dientes
Papas en cuadritos	1 taza
Aceite de maíz	2 cucharadas.

Preparación: fría en el aceite el chile guajillo desvenado y sin semillas, la cebolla cortada en trocitos y los ajos. Licúe perfectamente y ponga a hervir en una cacerola, agregando el epazote. Aparte lave muy bien los hongos para quitarles la tierra y agregue a la salsa. Tape la cacerola y deje hervir a fuego lento aproximadamente 45 minutos. Ponga finalmente las papas, y permita que hierva 15 minutos más. Sirva caliente. Si lo desea puede servirlo con lechuga picada muy fina.

Sopa poblanita

Ingredientes:

Chile poblano asado y desvenado	3
Granos de elote	1 taza
Flor de calabaza	½ kg
Cebolla picada finamente	½ taza
Queso panela descremado y sin sal	¼
Ajo	1 diente
Leche descremada	¼ taza
Jitomates asados	3
Aceite de maíz	1 cucharada
Agua	2 tazas

Preparación: fría los granos de elote en el aceite y mueva constantemente, agregue la cebolla, el ajo, los jitomates asados, pelados y sin las semillas, al igual que los chiles poblanos, mueva constantemente, agregue la leche y media taza de agua y deje hervir a fuego lento hasta que se consuma la mitad del líquido, agregue el resto del agua deje hervir por media hora más, apague el fuego y agregue el queso panela en trocitos. Sirva caliente.

Sopa de calabacitas

Ingredientes:

Calabacitas italianas	½ kg.
Cebolla	1
Ajos	3 dientes
Perejil	2 cucharadas
Apio	3 ramas
Ajonjolí	½ taza
Pan integral tostado en trocitos	1 taza

Preparación: ponga a hervir todos los ingredientes cortados en trocitos, excepto el ajonjolí y el pan tostado. Cuando esté bien cocido, licuelo hasta que quede un puré suave y homogéneo, ponga a hervir nuevamente a fuego lento, si es necesario agregar un poco más de agua, hágalo. Sirva caliente espolvoreando una cucharada de ajonjolí y cuadritos de pan tostado integral.

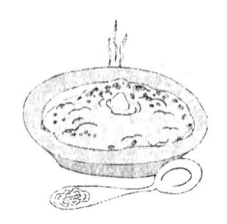

Sopa de papas

Ingredientes:

Papas	4 grandes
Jitomate	3
Cebolla	¼
Ajo	1 diente
Cilantro	½ taza
Pimiento morrón verde	1
Aceite de maíz	1 cucharada

Preparación: pele las papas y córtelas en tiritas, póngalas en un recipiente con el agua suficiente para que queden cubiertas. Licúe el jitomate, la cebolla y el ajo, cuele y ponga a freír ligeramente en una cacerola honda, agregue el pimiento cortado en rajas y cuando hierva agregue dos tazas de agua y las papas, tape y deje hervir por quince minutos. Añada finalmente el cilantro picado, tape y retire del fuego.

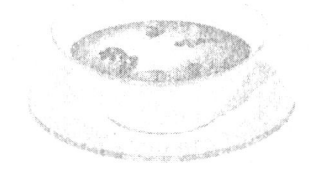

Cereales en acción...

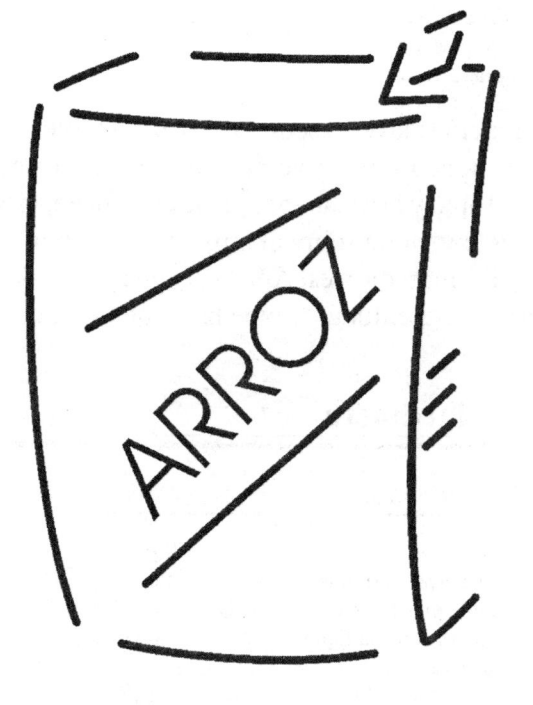

Arroz a la mexicana

Ingredientes:

Arroz (de preferencia integral)	2 tazas
Chícharos	1 taza
Zanahoria picada	1 taza
Jitomates	1
Cebolla	¼
Ajo	2
Aceite de maíz	2 cucharadas
Apio picado	1 taza
Agua caliente	3 tazas

Preparación: lave y escurra el arroz muy bien. Fría en una sartén honda con el aceite de maíz junto con los chícharos, el apio y la zanahoria. Licúe el jitomate, la cebolla y el ajo, cuele y vierta sobre el arroz, mueva un poco para incorporar los ingredientes. Añada el agua y cuando suelte el hervor reduzca el fuego y tape hasta que esté cocido.

Arroz a la jardinera

Ingredientes:

Arroz	2 tazas
Ejotes picados finitos	½ taza
Cebolla picada finita	½ taza
Zanahoria picada finita	½ taza
Chícharos	½ taza
Apio picado finito	½ taza
Chiles jalapeños enteros	2
Aceite de maíz	2 cucharadas
Agua	3 tazas

Preparación: lave y escurra el arroz. En una sartén honda fría el arroz con el aceite de maíz y los chiles jalapeños, agregue la verdura picada y en cuanto suelte el hervor baje el fuego, tape la sartén y deje cocer a fuego lento.

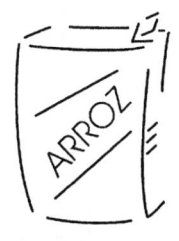

Arroz al Curry

Ingredientes:

Arroz	2 tazas
Garbanzos cocidos y pelados	2 tazas
Chile guajillo desvenado y sin semillas	3
Polvo de curry	½ taza
Cebolla	½
Ajos	2 dientes
Clavos de olor	1
Aceite de oliva	2 cucharadas
Yogurt descremado	2 tazas
Agua caliente	2 ½ taza

Preparación: lave y escurra el arroz. Ponga a cocinar en una sartén honda con el agua caliente, cuando suelte el hervor baje el fuego y deje cocer. Aparte, ponga a hervir la cebolla, el ajo, el chile, el clavo, cuando estén suaves licúe, cuele y ponga a hervir nuevamente, disuelva en esta salsa el curry y mueva constantemente hasta que espese y esté perfectamente cocido. En otra sartén, fría ligeramente los garbanzos cocidos y pelados y agregue el curry, deje hervir nuevamente y apague el fuego. Agregue el yogurt, revuelva muy bien. Sirva el plato de arroz con una cucharada de garbanzos encima.

Paella vegetariana

Ingredientes:

Arroz	3 tazas
Ejotes	½ kg.
Chícharos	1 taza
Jitomate sin piel y sin semillas	1
Pimiento morrón verde	1
Pimiento morrón rojo	1
Cebolla picada	½ taza
Azafrán	½ cucharada
Pimentón	½ cucharada
Limones grandes	3
Champiñones chicos pelados	2 tazas
Aceite de oliva	3 cucharadas
Sal	¼ cucharada chica.
Agua caliente	1 lt.

Preparación: lave y escurra el arroz. En una paellera ponga a freír con el aceite el jitomate picado muy finamente, la cebolla, los ajos, el pimiento verde picado muy fino, cuando esté sazonado, añada el azafrán y el pimentón; revuelva bien e incorpore los ejotes despuntados y cortados en tres, los chícharos y los champiñones, vierta el agua caliente y deje que hierva, ponga la sal y el arroz, deje hervir hasta que se cueza y si es necesario agregar más agua, procure que ésta sea caliente. Adorne con rodajas de limón y de pimiento morrón rojo.

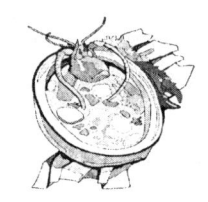

Pasta Mediterránea

Ingredientes:

Tallarines	1 paq.
Cebolla en trocitos	1 gde.
Pimiento verde en trocitos	1 gde.
Ajo picado fino	4 dientes
Champiñones pelados	1 taza
Jitomate	1 kg.
Romero	una pizca
Perejil picado	1 taza
Aceitunas enjuagadas	6
Aceite de oliva	2 cucharadas

Preparación: cueza los tallarines en suficiente agua, cuando estén suaves y firmes escurra y reserve. En una cacerola honda, fría los trocitos de cebolla, de pimiento y los dientes de ajo finamente picados, por cinco minutos, agregue los champiñones y las aceitunas y deje cocer otros cinco minutos. Aparte, licúe los jitomates a que quede una salsa muy espesa, cuele y agregue a la verdura, deje cocer veinte minutos con el romero y finalmente agregue el perejil dejando al fuego otros cinco minutos. Apague el fuego y ponga la pasta, mezcle con cuidado para no romper los tallarines.

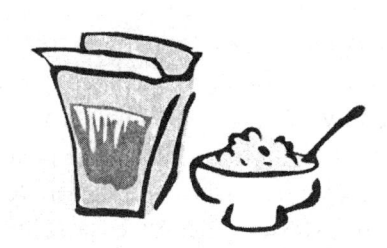

Pasta fría

Ingredientes:

Pasta de caracol mediano	1 paq.
Lechuga picada fino	2 tazas
Nuez picada muy fina	½ taza
Perejil picado	½ taza
Yogurt descremado	1 taza
Crema de leche descremada	½ taza

Preparación: cueza la pasta en una olla y escurra cuando esté suave y firme. Aparte mezcle la crema, el yogurt con el resto de los ingredientes y vierta sobre la pasta, revuelva despacio para no romper la pasta. Refrigere 10 minutos.

Pluma al perejil

Ingredientes:

Pasta pluma	1 paq.
Aceite de oliva	¼ taza
Perejil	1 manojo
Ajo	3 dientes

Preparación: cueza la pasta y cuando esté suave y firme escurra. Aparte, parta los ajos en tres con todo y cáscara y fríalos en el aceite de oliva hasta que estén dorados. Separe el aceite y póngalo en la licuadora con el manojo de perejil. Licúe hasta que quede una pasta homogénea. Vierta en un recipiente y sirva una ración de pasta con una cucharada de esta salsa. Refrigere la salsa sobrante o puede usarla en otro platillo.

Pasta con jitomate y albahaca

Ingredientes:

Macarrón	1 paq.
Hojas de albahaca	1 manojo
Jitomates bola sin piel y sin semillas	2
Aceite de oliva	3 cucharadas
Alcaparras enjuagadas	7
Cebolla en rebanadas finas	½

Preparación: cueza la pasta en suficiente agua, cuando esté suave y firme escurra y reserve. Corte los jitomates sin piel y sin semilla en gajos, mezcle con las alcaparras, las hojas de albahaca, la cebolla y el aceite de oliva, agregue la pasta caliente y mezcle con cuidado sin romper la pasta.

Macarrones con picadillo

Ingredientes:

Macarrones	2 paq.
Carne molida de pollo sin grasa	100 grs.
Margarina sin sal	4 cucharadas
Cebolla picada	½ taza
Jitomates sin piel y sin semillas	4
Orégano	1 cucharada
Ajo	3 dientes
Queso parmesano	½ taza

Preparación: ponga a cocer la pasta en una olla con suficiente agua y cuando esté suave y firme, escurra.

Aparte, en una sartén honda, fría la carne con la margarina, agregue la cebolla y el ajo finamente picados, deje que se dore y agregue los jitomates previamente licuados con poca agua, sazone con el orégano y deje hervir media hora mínimo, moviendo regularmente. Apague el fuego y agregue la pasta teniendo cuidado de no romperla, se sirve con una cucharada de queso parmesano encima.

Molde de pasta

Ingredientes:

Fideo cabello de ángel	300 grs.
Calabacitas cocidas y escurridas	2 tazas
Apio picado	1 taza
Huevo	1
Clara de huevo	2
Leche descremada	½ taza
Queso cottage descremado	½ taza
Cebollines picados	½ taza
Puntas de espárrago	2 tazas
Jitomates	3

Preparación: ponga a cocer el cabello de ángel en suficiente agua, cuando esté ligeramente suave, escurra y reserve. Aparte, licúe las calabacitas cocidas, el huevo la leche y el queso cottage, vierta en un recipiente y mezcle con el apio, los cebollines, la pasta y las puntas de espárrago previamente cocidas en poca agua. Bata las claras a punto de turrón y revuelva de manera envolvente con la verdura y la pasta. Ponga en un refractario engrasado con un poco de margarina sin sal, adorne con rebanadas gruesas de jitomate y horneé a 250° C. durante veinte minutos o introduzca un cuchillo y éste salga limpio.

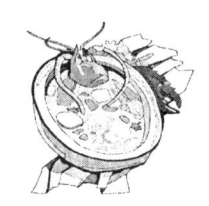

Cacerola de elote tierno

Ingredientes:

Granos de elote tierno	5 tazas
Margarina sin sal	2 cucharadas
Crema de leche sin grasa	2 cucharadas
Perejil picado	1 taza
Chile piquín en polvo	1 cucharada
Agua caliente	½ taza

Preparación: fría en la margarina los granos de elote, moviendo constantemente. Agregue el agua caliente y tape, cueza a fuego lento, añada el chile piquín, apague el fuego y deje reposar 15 minutos. Vuelva a encender la hornilla y cuando suelte el hervor, agregue la crema y el perejil picado, mueva para incorporar bien y apague nuevamente.

Elotes con nopales

Ingredientes:

Granos de elote tierno	2 tazas
Nopales cocidos	2 tazas
Cebolla en rodajas	1 chica
Chiles de árbol secos	5
Cilantro	5 ramas
Aceite de maíz	2 cucharadas

Preparación: se cuecen los elotes en media taza de agua. Aparte, se fríen los chiles de árbol y se agregan los nopales cocidos, después los elotes, se mezcla todo muy bien y al final se agrega la cebolla y el cilantro a que queden crudos.

Tortitas de elote

Ingredientes:

Elote tierno	5 tazas
Canela en polvo	2 cucharadas
Leche descremada	1 taza
Azúcar mascabado	3 cucharadas
Huevo	1

Preparación: licúe perfectamente todos los ingredientes. A que quede una pasta espesa. Engrase una sartén de teflón. Con lecitina de soya. Ponga dos cucharadas de pasta en la sartén y extienda un poco, espere a que cueza y volteé. Son excelentes para el desayuno acompañadas con puré de papaya.

Uchepos

Ingredientes:

Margarina sin sal	100 grs.
Azúcar mascabado	100 grs.
Canela molida	1 cucharada
Royal	1 cucharada
Elotes grandes	8

Las hojas de los elotes lavadas y remojadas.

Preparación: se baten la margarina y el azúcar con la canela hasta acremar, los elotes se desgranan y se muelen, se incorporan a la margarina y se baten, se agrega el royal y se envuelven en las hojas de elote. Se cuecen en una vaporera.

Chiles rellenos de uchepos

Ingredientes:

Chiles pasilla	10
Vinagre de manzana	1 taza
Uchepos	10
Pasas	½ taza
Almendras peladas y picadas	½ taza
Crema de leche descremada	½ taza

Preparación: ponga a remojar las pasas en agua caliente media hora antes de usarlas. Aparte, se limpian los chiles pasilla y se ponen a calentar en el vinagre sin permitir que hierva. Cuando están suaves, se escurren y se rellenan con los uchepos previamente calentados y desmoronados, mezclados con las pasas, las almendras y un poco de crema. Se acomodan en un refractario y se les pone encima una cucharada de crema a cada uno.

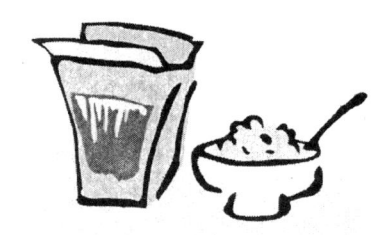

Ensaladas y aderezos

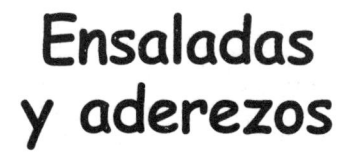

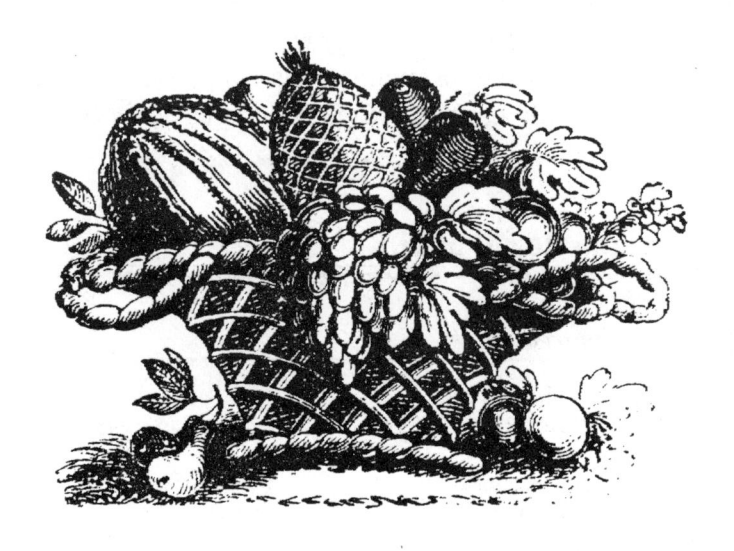

Ensalada de col morada

Ingredientes:

Col morada	1 chica
Nuez picada	½ taza
Yogurt de leche descremada	1 taza
Aceite de oliva	2 cucharadas
Ajo	1 diente
Ralladura de limón	½ cucharada
Jugo de limón	½ cucharada

Preparación: pique la col morada finamente. En la licuadora mezcle todos los ingredientes hasta que quede una ligera salsa, vierta encima de la col y revuelva. Deje reposar 15 minutos en el refrigerador antes de servirla.

Ensalada de col al ajo

Ingredientes:

Col blanca chica	1
Rábanos	7
Ajos	3 dientes
Aceite de oliva	3 cucharadas
Jugo de limón	unas gotas

Preparación: se pica la col finamente al igual que los rábanos. Aparte, se exprimen los ajos y se mezclan con el aceite de oliva y unas gotas de jugo de limón. Se revuelve todo muy bien y se agregan los rábanos. Se dejan reposar hasta que suelten su jugo, en seguida se pone la col y se mezcla todo muy bien. Deje reposar 15 minutos más y sirva.

Ensalada de coliflor y aguacate

Ingredientes:

Flores de coliflor cocida	2 tazas
Hojas de lechuga orejona	10
Apio picado	1 taza
Cebolla cambray picada	1 taza
Mayonesa casera	½ taza
Yogurt natural descremado	½ taza
Aguacate maduro	1
Jugo de limón	5 cucharadas

Preparación: se mezcla la mayonesa casera con el yogurt natural y el jugo de limón. En un recipiente se ponen los demás ingredientes, excepto las hojas de lechuga y se bañan con la crema, se revuelve bien y se colocan pequeñas porciones sobre las hojas de lechuga.

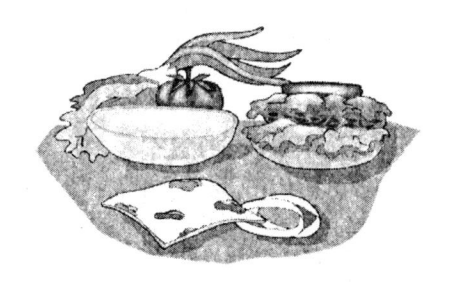

Ensalada de pepinos a la vinagreta

Ingredientes:

Lechuga romana chica	1
Pepinos tiernos y chicos	5
Vinagre de manzana	¼ taza
Aceite de oliva	3 cucharadas
Hierbas para sazonar a la italiana (se encuentran en los supermercados)	1 cucharada
Jugo de limón	1 cucharada

Preparación: se pelan los pepinos y se rebanan, se espolvorean con las hiervas, el jugo de limón, el aceite de oliva y el vinagre de manzana, se incorpora la lechuga cortada en trocitos, se mezcla todo muy bien y se sirve antes de que se marchite la verdura.

Gazpacho andalúz

Ingredientes:

Jitomates sin piel y sin semillas	3 gdes.
Pimiento morrón verde	1
Ajo	1 diente
Cebolla	¼
Aceite de oliva	4 cucharadas
Vinagre de manzana	1 cucharada
Pan integral duro	½ pza.

Preparación: poner a remojar el pan hasta que quede muy suave y licúe con los demás, ingredientes hasta que queden bien incorporados, formando una salsa homogénea, agregar agua fría. Se pueden agregar cuadritos de pepino, de jitomate, de pan integral tostado. Sírvase muy frío.

Ensalada de chícharos

Ingredientes:

Chícharos cocidos	2 tazas
Cebollita cambray en rodajas	1 taza
Puntas de espárrago cocidas	12
Pimiento morrón rojo asado y pelado	2
Hojas de espinaca	15
Aceite de oliva	2 cucharadas
Vinagre de manzana	2 cucharadas
Ajo en polvo	2 cucharadas

Preparación: fría ligeramente la cebollita en el aceite de oliva, agregue los chícharos y las puntas de espárrago previamente cocidas, el pimiento morrón, el ajo en polvo y el vinagre de manzana. Apague el fuego y revuelva muy bien. Espere a que enfríen y mezcle con las hojas de espinaca trozadas con la mano.

Ensalada de zanahorias

Ingredientes:

Zanahorias lavadas y peladas	10
Pasas	½ taza
Ajos	2 dientes
Aceite de oliva	2 cucharadas
Yogurt descremado	½ taza

Preparación: poner a remojar las pasas en agua caliente dos horas antes de usarlas. Exprimir los ajos y mezclan con el aceite de oliva y el yogurt descremado, rallar las zanahorias y mezclar bien, agregar las pasas y dejar reposar 15 minutos.

Ensalada mediterránea

Ingredientes:

Jitomate bola sin piel y sin semillas	4
Hojas de albahaca	1 taza
Aceitunas verdes sin hueso	10
Cebolla en rebanadas	1 chica
Orégano	1 cucharada
Queso griego feta	100 grs.
Aceite de oliva	2 cucharadas
Vinagre de manzana	2 cucharadas.

Preparación: cortar en gajos los jitomates y espolvorear con el orégano, agregar la cebolla y las hojas de albahaca, las aceitunas se enjuagan antes de usarse, se cortan en cuatro y el queso en cuadritos, se mezclan con la mano y se agrega el aceite y el vinagre.

Ensalada de arcoiris

Ingredientes:

Col morada picada fina	1 taza
Hojas de berros	1 manojo
Betabel rallado	1 taza
Zanahoria rallada	1 taza
Lechuga picada fina	2 tazas
Cebolla en rodajas finas	1 med.
Rábanos en rodajas finas	3
Aceite de oliva	2 cucharadas
Vinagre de manzana	2 cucharadas

Preparación: se mezclan la col, los berros, la lechuga, la cebolla y los rábanos, se sirven y sobre cada porción se pone una cucharada de zanahoria rallada y al lado otra de betabel rallado, se adereza con una cucharada de aceite de oliva y una de vinagre.

Ensalada de espinacas

Ingredientes:

Hojas de espinaca	1 manojo
Lechuga	½ chica
Cebolla en rodajas finas	1 chica
Huevo cocido	2
Vinagre de manzana	2 cucharadas
Aceite de oliva	2 cucharadas

Preparación: se cortan las hojas de lechuga y de espinaca, se revuelven con la cebolla. Se agrega el huevo cocido en cuadritos pequeños y se baña con aceite de oliva y vinagre de manzana.

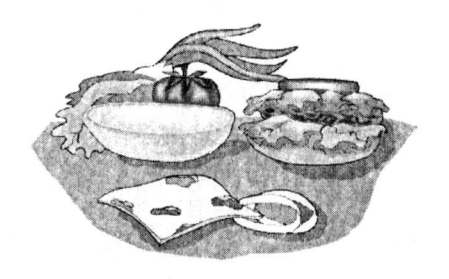

Ensaladilla rusa

Ingredientes:

Papa cocida en cuadritos	2 tazas
Chícharos cocidos	1 taza
Zanahorias cocidas	1 taza
Apio picado	1 taza
Cebolla picada	½ taza
Mayonesa casera	3 cucharadas
Crema de leche descremada	2 cucharadas
Yogurt descremado	5 cucharadas

Preparación: mezcle todos los ingredientes en una ensaladera, revolviendo muy bien.

Pepinos picantes

Ingredientes:

Pepinos tiernos	5
Chiles jalapeños desvenados	5
Cebollitas de cambray	5
Yogurt descremado	½ taza
Orégano	1 cucharada
Aceite de oliva	2 cucharadas
Jugo de limón	3 cucharadas

Preparación: cortar en rajas los chiles jalapeños debidamente desvenados, poner a freír a fuego lento junto con las cebollas de cambray y el orégano, ya que están cocidos se les agrega el jugo de limón y se tapan. En una ensaladera colocar los pepinos pelados y cortados en tiritas, vaciar encima los chiles y el yogurt, mezclar muy bien y tapar. Dejar reposar 15 minutos antes de servir.

Ensalada de espinacas y cacahuates

Ingredientes:

Hojas de espinaca tiernas	1 manojo
Cebolla en rodajas finas	1 chica
Col blanca picada fino	1 taza
Cacahuates naturales	¼ taza
Semillas de girasol	¼ taza
Yogurt descremado	½ taza
Aceite de oliva	1 cucharada
Jugo de limón	3 cucharadas

Preparación: mezcle el yogurt con el aceite de oliva y el jugo de limón. En una ensaladera ponga las espinacas, la col, la cebolla, los cacahuates y las semillas de girasol, mezcle con la mano. Vierta sobre esta mezcla el yogurt.

Ensalada de papa

Ingredientes:

Papas cocidas	4 gdes.
Cebolla cortada a la pluma	1 taza
Huevos cocidos	2
Orégano	1 cucharada
Vinagre de manzana	3 cucharadas
Aceite de oliva	2 cucharadas

Preparación: ponga a macerar la cebolla con el vinagre de manzana durante 15 minutos, agregue las papas, el orégano y el aceite de oliva, revuelva bien y deje reposar 5 minutos más. Corte el huevo en gajos pequeños y mézclelo con las papas.

Ensalada de germinado

Ingredientes:

Germinado de alfalfa	2 tazas
Zanahoria rallada	1 taza
Cebolla picada	½ taza
Hojas de berro	1 manojo
Apio picado	½ taza
Aguacate maduro	1
Limón	al gusto

Mezclar bien todos los ingredientes y adornar con rebanaditas de aguacate.

Ceviche de lenteja

Ingredientes:

Lentejas germinadas	¼ kg.
Cilantro	1 manojo
Jitomate pelado y sin semillas	2
Cebolla picada	½
Aguacate	1
Vinagre de manzana	5 cucharadas

Preparación: ponga a remojar las lentejas con el vinagre de manzana, agregue el resto de los ingredientes bien picados y revuelva.

Ensalada especial

Ingredientes:

Chícharos cocidos	1 taza
Ejotes cocidos	1 taza
Betabel cocido	1 taza
Zanahoria cocida	½ taza
Cebolla picada	1 chica
Apio	1 tallo
Chile poblano asado y desvenado	1
Yogurt descremado	½ taza

Preparación: licúe el chile poblano con el yogurt. En una ensaladera ponga el resto de los ingredientes y bañe con el yogurt. Sirva fría.

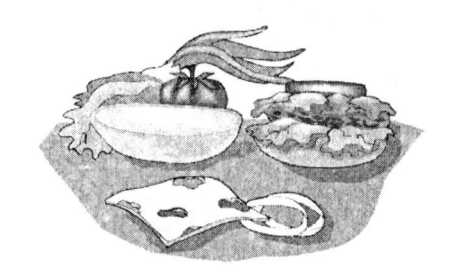

Diversidad de platillos

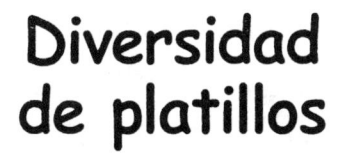

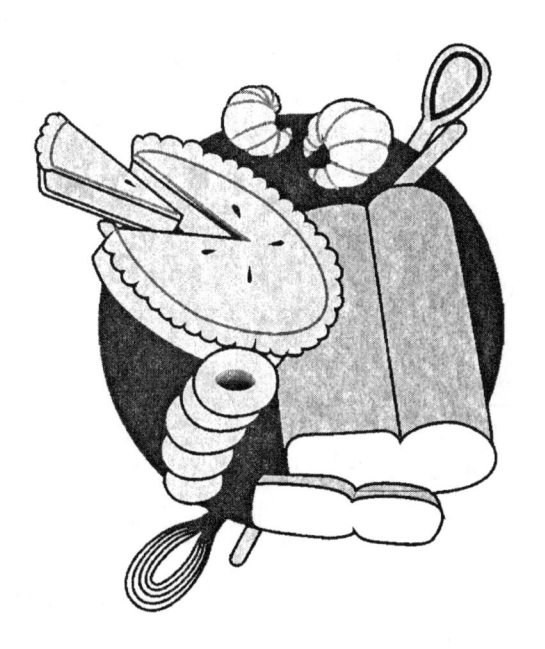

Habas sazonadas

Ingredientes:

Habas verdes peladas	1 kg.
Chiles serranos desvenados	3
Cebolla en rodajas	1 chica
Hojas de epazote	1 taza
Aceite de maíz	2 cucharadas

Preparación: ponga a freír las habas en una sartén con tapadera. Cuando estén suaves agregue las hojas de epazote, los chiles desvenados y cortados en rajas, y la cebolla. Apague el fuego y tape la sartén.

Tortitas de papa

Ingredientes:

Papas cocidas	5
Queso fresco descremado y sin sal	¼ kg.
Clara de huevo	1

Preparación: haga puré las papas y mezcle el queso fresco rallado y la clara de huevo. Engrase una sartén de teflón con lecitina de soya y ponga las tortitas a dorar en ella.

Tortitas de pollo

Ingredientes:

Pechuga de pollo desmenuzada	1
Clara de huevo	1
Chícharos cocidos	½ taza
Cilantro picado	½ taza

Preparación: mezcle todos los ingredientes y engrase con lecitina de soya una sartén de teflón, ponga pequeñas cantidades en ella formando tortitas y dore.

Tortitas de ejote

Ingredientes:

Ejotes cocidos y picados	2 tazas
Cebolla picada	½ taza
Perejil picado	½ taza
Zanahoria rallada	½ taza
Clara de huevo	2
Chiles pasilla	5
Cebolla	¼
Ajo	3 dientes
Jitomate asado y pelado sin semillas	3
Hoja de laurel	1

Preparación: mezcle todos los ingredientes. Engrase una sartén de teflón con lecitina de soya y ponga cucharadas de la mezcla formando tortitas. Aparte, cueza en un poco de agua el chile con la cebolla, los ajos y la hoja de laurel. Licúe todo con los jitomates asados y pelados, cuele y ponga a cocer. Agregue las tortitas.

Berenjenas rellenas

Ingredientes:

Berenjenas partidas a la mitad	3
Soya texturizada granulada	1 taza
Jitomate pelado y sin semillas	3
Cebolla picada	½ taza
Zanahoria rallada	½ taza
Chícharos cocidos	1 taza
Apio picado	1 taza
Aceite de oliva	3 cucharadas
Hoja de laurel	3

Preparación: remoje la soya en suficiente agua desde la noche anterior, escurra y ponga a hervir con las tres hojas de laurel. Escurra y exprima hasta quitar el exceso de agua. En un recipiente hondo, ponga las berenjenas partidas en dos y ponga jugo de limón sobre ellas. Espere a que se desflemen y quite un poco del relleno a que quede un hueco mediano. Fría ligeramente la cebolla, agregue el jitomate picado finamente, el relleno de la berenjena, el apio, la zanahoria, los chícharos y finalmente la soya. Tape y deje cocinar a fuego lento durante media hora. Mientras tanto, enjuague con agua limpia las berenjenas, colóquelas en un refractario ligeramente engrasado con lecitina de soya y ponga cucharadas del relleno, cubra el refractario con papel aluminio y horneé a 250° C, durante media hora.

Pollo a la barbacoa

Ingredientes:

Pollo en piezas	1
Chile guajillo	6
Cebolla	1
Ajo	3 dientes
Ajonjolí	4 cucharadas
Clavo, comino una pizca	
Pencas de maguey	4
Hojas de maíz	10

Preparación: en una vaporera o una olla acomode dos pencas de maguey y agregue media taza de agua y ponga a calentar tapando. Remoje las hojas de maíz en agua hirviendo para se reblandezcan una hora antes de usarlas. Aparte, licúe el chile la cebolla, el ajo y el ajonjolí y con esta mezcla adobe el pollo. Envuelva cada pieza de pollo en una hoja de maíz y ponga en la vaporera sobre las pencas de maguey, cubra con las otras dos pencas y tape la vaporera. Cueza durante una hora más o menos o hasta que vea que el pollo está en su punto.

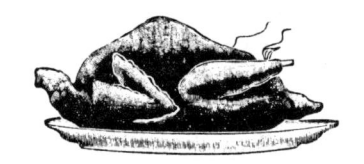

Pescado a la piña

Ingredientes:

Pescado en trozos sin piel	1 kg.
Piña natural en trocitos	1 gde.
Ajo	2 dientes
Jugo de piña natural	½ taza
Jugo de naranja natural	½ taza
Perejil picado	½ taza
Vinagre de manzana	3 cucharadas

Preparación: ponga a macerar los trozos de pescado en el jugo de naranja, de piña, los ajos machacados y el perejil durante dos horas. En una sartén de teflón, ase la piña y separe, en la misma sartén ase el pescado. Revuelva con los trozos de piña y sirva.

Soya con ejotes

Ingredientes:

Soya texturizada en tartaleta	10
Ejotes frescos y tiernos	½ kg.
Jitomate	5
Cebolla	½
Ajo	3 dientes
Cebollitas de cambray	6 chicas
Chiles chipotles secos desvenados	3
Aceite de maíz	3 cucharadas

Preparación: desde la noche anterior ponga a remojar la soya, escurra y ponga a hervir en suficiente agua, cueza durante veinte minutos y escurra. Corte en trozos regulares y reserve. Despunte los ejotes y corte en tres partes. Fría ligeramente en el aceite junto con la cebolla, añada la soya y fría durante cinco minutos. Aparte licúe el jitomate con el ajo, cuele sobre los ejotes y la soya, agregue los cebollines y cueza durante veinte minutos, hasta que esté bien sazonado.

Verdolagas en salsa verde

Ingredientes:

Soya texturizada en trozos chicos	10
Champiñones	½ kg.
Verdolagas limpias	1 kg.
Granos de elote cocidos	1 taza
Tomate verde	1 kg.
Cebolla	½
Ajo	2 dientes
Chiles serranos desvenados	3
Aceite de maíz	2 cucharadas

Preparación: desde la noche anterior remoje la soya, escurra y ponga a hervir en suficiente agua durante veinte minutos, escurra y exprima hasta quitar el exceso de agua. Aparte, licúe los tomates con el chile, la cebolla y el ajo, ponga a freír en una cacerola honda y espere a que suelte el hervor, baje el fuego y cocine a fuego lento, agregando los granos de elote, los champiñones picados, y finalmente las hojas de las verdolagas. Deje que hiervan 15 minutos más y apague el fuego.

Soya primavera

Ingredientes:

Soya texturizada en tartaleta	10
Vinagre de manzana	½ taza
Orégano	1 cucharada
Jugo de limón	¼ taza
Jugo de naranja	¼ taza
Pimiento morrón rojo	1
Pimiento morrón verde	1
Pimiento morrón amarillo	1
Cebolla morada	1
Flores de brócoli chiquitas	1 taza
Flores de coliflor chiquitas	1 taza

Preparación: desde la noche anterior ponga a remojar la soya, escurra y ponga a hervir en suficiente agua durante veinte minutos, escurra y exprima hasta quitar el exceso de agua. desmenuce la soya en pedacitos pequeños, rocíelos con orégano y ponga el jugo de limón, el vinagre y el jugo de naranja, deje macerar aproximadamente una hora y agregue las flores de brócoli, de coliflor y la cebolla morada cortada en rajitas, mezcle perfectamente y deje macerar media hora más, agregue finalmente los pimientos cortados en rajitas y revuelva, refrigere media hora antes de servir.

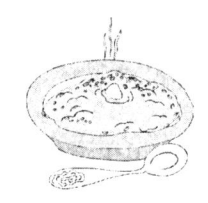

Frijoles negros

Ingredientes:

Frijol negro	½ kg.
Hojas de aguacate	5
Cebolla	½
Hojas de epazote	1 taza
Requesón	¼
Totopos tostados	20
Aceite de maíz	1 cucharada
Hojas de lechuga orejona	10

Preparación: ponga a cocer los frijoles con las hojas de aguacate, la cebolla y una cucharada de aceite de maíz. Cuando estén suaves, licúe la cebolla y la hojas de aguacate, póngalas de nuevo en el caldo y deje hervir cinco minutos más. Aparte, pique muy bien las hojas de epazote y mezcle con el requesón, ponga un poco en las hojas de lechuga y envuelva como si fueran taquitos. Sirva caliente y acompáñelos con los taquitos de lechuga y los totopos tostados. La tortilla se puede tostar al horno para no freírla.

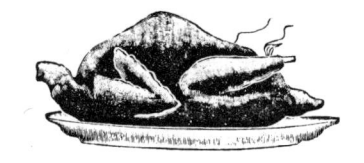

Pescado en jitomate

Ingredientes:

Lomo de pescado	1 kg.
Jitomate sin piel y sin semilla	3
Apio	1 tallo
Cebolla picada	5 cucharadas.
Romero	½ cucharada
Harina	2 cucharadas
Champiñones pelados y picados	200 grs.
Caldo de verduras	3 tazas
Aceite de maíz	1 cucharada.

Preparación: ponga el pescado en un refractario con el jitomate picado. Aparte, en una cacerola chica con tapadera ponga una taza de caldo de verduras, el romero, el apio y deje hervir durante diez minutos con la cacerola tapada, vierta sobre el pescado colando muy bien y meta al horno a 250°C, durante veinte minutos. En otra cacerola chica ponga una cucharada de aceite de maíz, dore la harina y ponga los champiñones rebanados, cueza lentamente sin dejar de mover hasta que se espese, vierta sobre el pescado y deje cocinar diez minutos más.

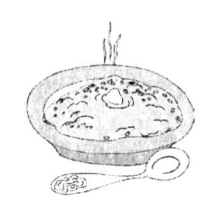

Pescado a la cazuela

Ingredientes:

Filete de pescado	6
Jitomates asados	3
Ajo	2 dientes
Perejil picado	3 cucharadas
Aceite de oliva	2 cucharadas

Preparación: engrase ligeramente una cazuela de barro con lecitina de soya, ponga el jitomate asado, pelado y sin semillas finamente picado junto con el ajo y el perejil. Deje hervir diez minutos y añada dos cucharadas de agua, mueva para que se incorpore y ponga los filetes de pescado encima, procure cubrirlos con la salsa y tape, cocine por veinte minutos mínimo.

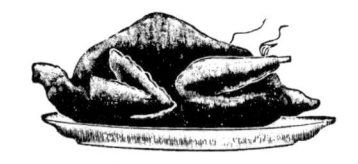

Mole de olla vegetariano

Ingredientes:

Soya texturizada en trozos chicos	10
Ejotes	¼ kg
Calabazas	½ kg.
Elotes tiernos	2
Aceite de maíz	3 cucharadas
Ajo	3 dientes
Chiles mulatos	3
Cebolla	1
Epazote	1 rama

Preparación: desde la noche anterior ponga a remojar la soya, escurra y ponga a hervir en suficiente agua durante veinte minutos, escurra y corte en dos. En una olla ponga a cocer los elotes en rebanadas chicas y los ejotes despuntados y cortados en dos cuando empiecen a hervir agregue las calabazas cortadas en gajos y la soya. Aparte, muela los chiles con el ajo y la cebolla y fría en el aceite, cuando esté sazonado, cuele sobre la verdura, y deje hervir hasta que todo esté bien cocido y póngale su epazote.

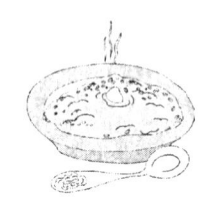

Rollitos de col

Ingredientes:

Hojas de col medianas	10
Queso panela sin sal	½ kg.
Zanahoria rallada	2 tazas
Perejil picado	¼ taza
Ajo en polvo	2 cucharadas
Cebolla picada	2 cucharadas
Fécula de maíz	1 cucharada
Leche descremada	1 taza
Agua	¼ taza

Preparación: en una olla con suficiente agua, hierva ligeramente las hojas de col, aproximadamente 3 minutos, apague y deje reposar. Aparte desmorone el queso panela y revuelva con la zanahoria rallada y ½ cucharada de ajo en polvo. Escurra las hojas y rellene con esta mezcla, envuelva como si fueran tamalitos y ponga en un refractario. En una cacerola pequeña, disuelva con agua fría la fécula de maíz y agregue la cebolla picada, el resto de ajo molido y caliente, cuando empiece a hervir agregue poco a poco la leche, mueva hasta que espese. Cubra con esta salsa los rollitos de col y métalos al horno a calentar.

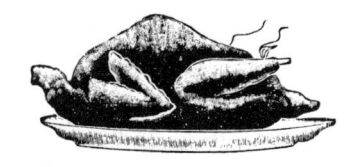

Ayocotes en chile pasilla

Ingredientes:

Frijol ayocote	½ kg.
Chile pasilla	6
Tomates verdes	10
Cilantro	5 ramas
Ajo	2 dientes
Cebolla	1
Cominos	una pizca
Anís	una pizca
Aceite de maíz	3 cucharadas

Preparación: cueza los ayocotes hasta que estén muy suaves, separe el caldo y reserve. Aparte ponga a cocer en muy poco agua, cuando estén cocidos se licúan perfectamente y se fríe esta salsa en el aceite. Ponga los frijoles en esa salsa y deje hervir hasta que sazone perfectamente.

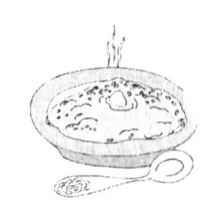

Postres

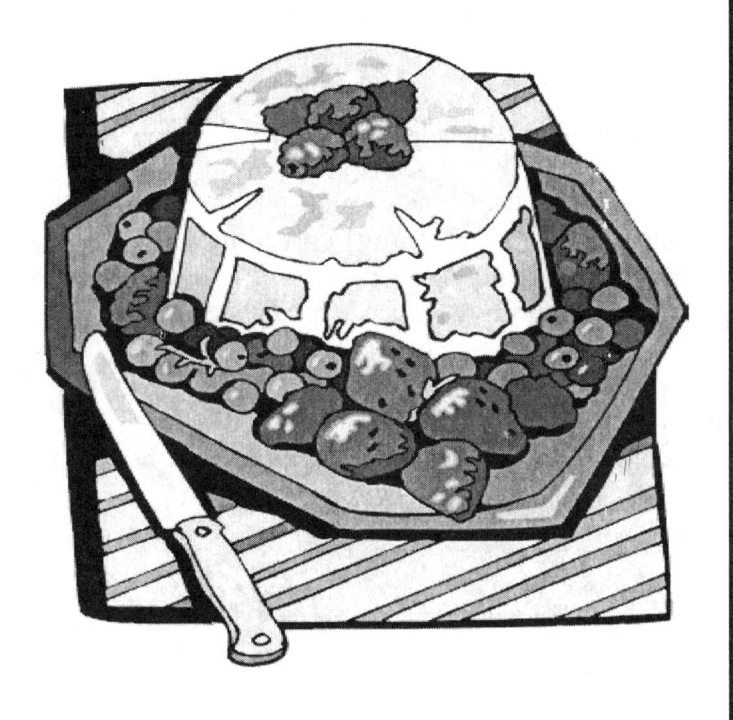

Gelatina de queso cottage

Ingredientes:

Agar agar	15 grs.
Yogurt descremado	1 taza
Queso cottage sin sal	200 grs.
Jugo de limón	1 cucharada
Azúcar mascabado	3 cucharadas
Hojas de hierbabuena.	

Preparación: disuelva el agar agar en media taza de agua fría y ponga a cocer hasta que se disuelva perfectamente, retire del fuego y agregue el yogurt, el queso cottage, el jugo de limón y el azúcar. Revuelva perfectamente y ponga en un molde o en moldes pequeños, a su gusto. Adorne con hojas de hierbabuena.

Tortitas de manzana

Ingredientes:

Manzanas	6 gdes.
Azúcar mascabado	3 cucharadas
Margarina sin sal	2 cucharadas
Harina	2 cucharadas
Leche descremada	5 cucharadas
Canela	2 cucharadas
Huevos	2

Preparación: pele las manzanas y córtelas en rebanadas delgadas, en una sartén de teflón fríalas ligeramente en la margarina sin sal y agregue la canela y reserve. Ponga las manzanas en un recipiente hondo, agregue el huevo, la leche y la harina, revuelva bien y en la misma sartén ponga porciones de la pasta a formar tortitas, cuando doren volteé y deje que doren del otro lado.

Duraznos cardenal

Ingredientes:

Duraznos	4 grandes
Fresas lavadas y desinfectadas	¼ kg.
Frambuesas lavadas y desinfectadas	100 grs.
Azúcar mascabado	¼ taza
Jugo de limón	unas gotas

Preparación: ponga a calentar agua y cuando hierva apague, introduzca los duraznos por unos minutos, sáquelos y podrá quitarles la piel sin problemas. Póngalos a cocer con el azúcar en 1 taza de agua, agregue unas gotas de limón y mueva el jarabe hasta que espese. Apague y reserve. Las fresas y las frambuesas se trituran sin utilizar agua y el puré que se obtiene se pasa por un colador, agregue a los duraznos y mueva para incorporar al jarabe de los duraznos. Refrigere una hora antes de servir.

Tortilla de fresas

Ingredientes:

Clara de huevo	4
Yema de huevo	1
Azúcar morena	4 cucharadas
Margarina sin sal	3 cucharadas
Fresas lavadas y desinfectadas	200 grs.

Preparación: batir las claras y la yema revolviendo muy bien. En una sartén de teflón, poner una cucharada de margarina sin sal y una pequeña cantidad de huevo, voltear y cuando esté bien cocida, agregar una pequeña porción de fresas que se habrán martajado con el azúcar. Doblar la tortilla y servir.

Budín de sémola con fresas

Ingredientes:

Leche descremada	1 lt.
Sémola	150 grs.
Azúcar mascabado	100 grs.
Vainilla	1 cucharada
Yema de huevo	2
Fresas lavadas y desinfectadas	½ kg.
Piña picada	2 tazas

Preparación: ponga a hervir ligeramente la piña y dejar que enfríe. Ponga a calentar la leche, cuando suelte el hervor agregue el azúcar y la vainilla, mueva hasta que se deshaga, agregue poco a poco la sémola, moviendo sin cesar y deje hervir por quince minutos. Retire del fuego y deje enfriar un poco, cuando esté tibia, agregue las yemas de huevo e incorpórelas suavemente. Ponga en un molde para rosca ligeramente engrasado con lecitina de soya y espere a que cuaje. Desmolde sobre un platón y en el centro coloque la piña y las fresas cortadas en trozos rociadas con un poco de azúcar o miel.

Peras al chocolate

Ingredientes:

Peras	6
Azúcar mascabado	50 grs.
Chocolate amargo sin azúcar	100 grs.
Margarina sin sal	1 cucharada

Preparación: pele las peras y deje el tallo. En una taza de agua disuelva el azúcar y ponga a calentar, cuando esté hirviendo meta las peras por tan sólo tres minutos. Retírelas y deje enfriar aparte. El agua con azúcar debe espesar formando un jarabe, ponga entonces el chocolate en trocitos hasta que se funda y quede homogéneo, agregue la cucharadita de margarina y mueva. Retire del fuego. Ponga cada pera en una copa y bañe ligeramente con el jarabe de chocolate.

Pay de calabaza

Ingredientes:

Azúcar mascabado	¾ taza
Jengibre en polvo	1 ½ cucharada
Puré de calabaza	3 tazas
Leche descremada y tibia	2 tazas
Canela en polvo	1 cucharada
Galletas marías	2 paq.
Margarina sin sal	3 cucharadas

Preparación: triture las galletas marías con un rodillo, incorpore la margarita a formar una pasta, forre con ella un molde de pay. Aparte, en un recipiente hondo mezcle el puré de calabaza con los demás ingredientes, moviendo a que queden bien incorporados. Ponga la mezcla en el molde de pay y horneé a 250°C, durante veinte minutos. Se sirve caliente.

Pay de limón

Ingredientes:

Leche descremada	2 tazas
Azúcar mascabado	1 taza
Fécula de maíz	1 ½ cucharada
Yema de huevo	2
Ralladura de limón	3 cucharadas
Galletas marías	2 paq.
Margarina sin sal	3 cucharadas

Preparación: triture las galletas marías con un rodillo, mezcle con la margarina, forre un molde para pay. Aparte, ponga a calentar la leche con el azúcar hasta que hierva, disuelva la fécula de maíz en un poco de agua fría y agregue moviendo constantemente para que no se pegue, añada la ralladura de limón y espere a que enfríe, cuando esté tibia incorpore las yemas de huevo moviendo hasta que se incorporen perfectamente. Debe quedar una mezcla espesa. Ponga en el molde para pay y espere a que enfríe por completo.

Crema batida

Ingredientes:

Agar agar	15 grs.
Leche descremada en polvo	½ taza
Mantequilla sin sal	2 cucharadas
Agua helada	½ taza

Preparación: disuelva el agar agar en agua fría y caliente hasta que se disuelva muy bien. Aparte bata la leche con el agua helada hasta que se formen picos, continúe batiendo y agregue la mantequilla, el agar agar. Siga batiendo hasta que todo esté muy bien incorporado y meta al congelador por 15 minutos. Antes de servirla mueva ligeramente. Puede acompañarla con fresas o melón fresco.

Macedonia de frutas

Ingredientes:

Melón en bolitas	2 tazas
Sandía en bolitas	2 tazas
Papaya en bolitas	2 tazas
Fresas lavadas y desinfectadas	1 taza
Manzana pelada y en cuadritos	2 taza
Piña en cuadritos	1 taza
Jugo de naranja	2 tazas
Jugo de piña	1 taza
Jarabe de granadina	½ taza
Azúcar	3 cucharadas

Preparación: mezcle la fruta en una ensaladera y vierta encima los jugos, el jarabe y el azúcar, revuelva muy bien.

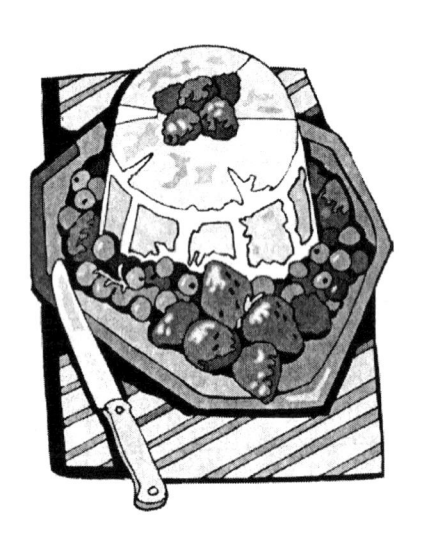

Budín de manzana

Ingredientes:

Manzanas peladas	4
Azúcar mascabado	1 taza
Leche descremada	1 taza
Clara de huevo	4
Yema de huevo	2
Harina integral	1 taza

Preparación: mezcle en la licuadora todos los ingredientes hasta que quede una pasta homogénea. Vierta sobre un molde ligeramente engrasado con lecitina de soya y enharinado y horneé a 250°C, durante 45 minutos o hasta que introduzca un cuchillo y éste salga limpio.

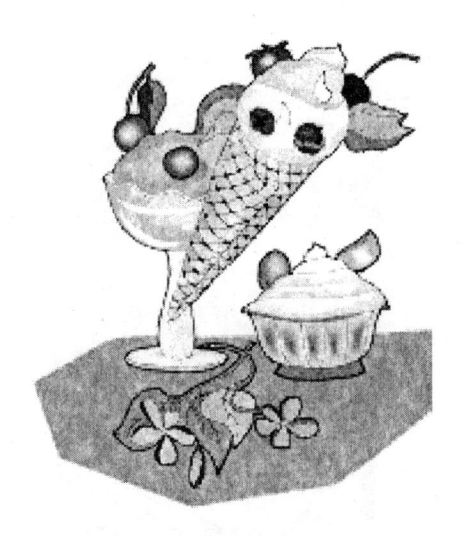

Tapioca

Ingredientes:

Tapioca	1 taza
Leche de soya	2 tazas
Canela en raja	1
Pasitas	½ taza
Manzana picada	1 taza
Azúcar mascabado	½ taza

Preparación: ponga a calentar la leche, agregue la canela en raja y cuando esté hirviendo ponga poco a poco la tapioca, mueva y agregue el azúcar. Cuando la tapioca esté transparente significa que ya está cocida. Agregue las pasas que se habrán remojado desde la noche anterior y luego la manzana. Apague el fuego y vacíe en un molde, espere a que se enfríe.

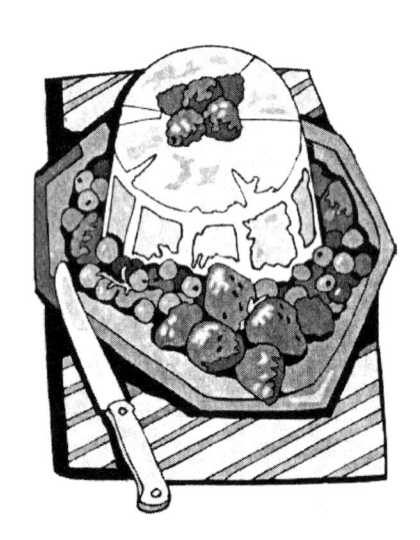

Gelatinas de naranja

Ingredientes:

Agar agar	15 grs.
Jugo de naranja	2 tazas
Gajos de naranja sin la piel blanca	2 tazas
Azúcar mascabado	1 taza
Jugo de limón	unas gotas
Fresas machacadas	½ taza

Preparación: disuelva el agar agar en media taza de agua fría y caliente, agregue el jugo de naranja, el azúcar, unas gotitas de jugo de limón y revuelva bien. Retire del fuego y agregue los gajos de naranja y las fresas machacadas. Ponga en moldes individuales o en uno grande. Sirva fría.

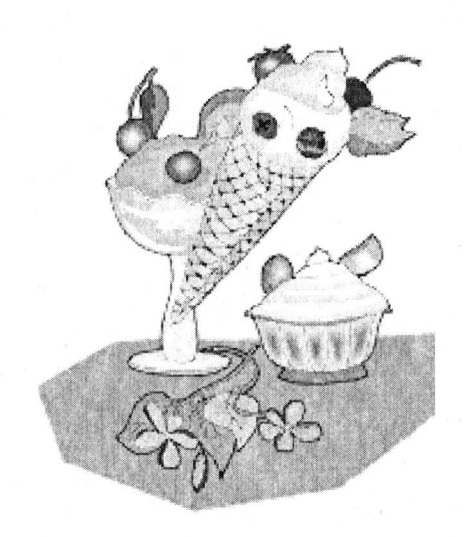

Índice

Presentación 5

¿Qué es la hipertensión? 7

Síntomas... 8

Factores de riesgo... 8

Causas 9

Tipos de HTA 10

Complicaciones... 10

Tratamiento. 12

Dieta... 12

Tabla de contenidos de sodio en algunos
    Alimentos vegetales.... 15

Índice

Alimentos prohibidos... 21

Ejercicio... 22

Consejos prácticos... 23

Sopas, cremas y caldos... 27

Cereales en acción... 41

Ensaladas y aderezos... 53

Diversidad de platillos... 65

Postres... 79

Otros títulos del fondo editorial

COLECCIÓN COCINA PRÁCTICA

- ADELGACE COMIENDO. H.V. Kapsenberg.
- 250 RECETAS DE LA COCINA INTERNACIONAL. María de la Fuente.
- 270 RECETAS DE REPOSTERÍA. María de la Fuente.
- LA EXQUISITA REPOSTERÍA MEXICANA. María Rodríguez.
- LAS MÁS SABROSAS BOTANAS Y SANDWICHES. Letizia Angelicci.
- LAS MEJORES PASTAS, SALSAS Y ARROCES. Letizia Angelucci.
- LO MÁS SABROSO Y TÍPICO DE LA COCINA MEXICANA. Aurora Molina.
- LO MEJOR DE LA COCINA MEXICANA. Sara Molina.
- RECETARIO DE SOPAS Y CONSOMÉS. Hortensia Andrade.
- RECETAS DE TODO MÉXICO, TÍPICAS Y SABROSAS. Angeles de la Rosa.
- RECETAS VEGETARIANAS, SABROSAS, ECONÓMICAS, PRÁCTICAS. Letizia Angelucci.
- RICOS POSTRES DE TODO TIPO Y SABORES. Esperanza Sánchez.
- SABROSOS ANTOJITOS Y PLATILLOS MEXICANOS. Margarita González.
- 365 MENÚS DE COCINA VEGETARIANA COMPATIBLE. P. Miranda Costa.
- 365 MENÚS, UNO PARA CADA DÍA DEL AÑO. Aurora F. Lorenthy.

Otros títulos del fondo editorial

TUS RECETARIOS

- ADELGACE COMIENDO. Dra. Mariana Ramos.
- COCINA MEXICANA. Enriqueta Morales.
- LOS MEJORES COCTELES Y BOTANAS. Luis Macías.
- POSTRES QUE TE HARÁN FELIZ. E. Sánchez
- RECETARIO PARA MICROONDAS. Georgina de la Colina.
- RECETARIO PARA ESOS FELICES DÍAS DE FIESTA. Georgina de la Colina
- TU RECETARIO SELECTO. Rosario Romero.
- TU RECETARIO VEGETARIANO. Josefina Olivares.
- RECETAS BAJAS EN COLESTEROL. Estela Jiménez
- RECETAS PARA DIABÉTICOS. Susana Torrijos.
- SABROSAS RECETAS SIN SAL. Ana María Sánchez.

100 RECETAS, 100 MENÚS

- COCINA FÁCIL Y ECONÓMICA. Martha Peláez.
- COCINA INTERNACIONAL. Marisa Lara.
- COCINA MEXICANA Y RECETARIO PARAMICROONDAS. Patricia Terraza.
- COCINA VEGETARIANA. Josefina Urquizo.
- COCTELES Y BOTANAS. Guadalupe Velazco.
- DE LA ENTRADA AL POSTRE. Concepción González.
- RECETARIO DEL BUEN SABOR. Carmen Santibáñez.
- RECETARIO TÍA MARTHA. Martha Peláez.
- RECETARIO DE LA ABUELA. Cocina mexicana

Editores Impresores
Fernandez S.A. de C.V.
Retorno 7D Sur 20 # 23
Col. Agricola Oriental